BEI GRIN MACHT SICH IHR WISSEN BEZAHLT

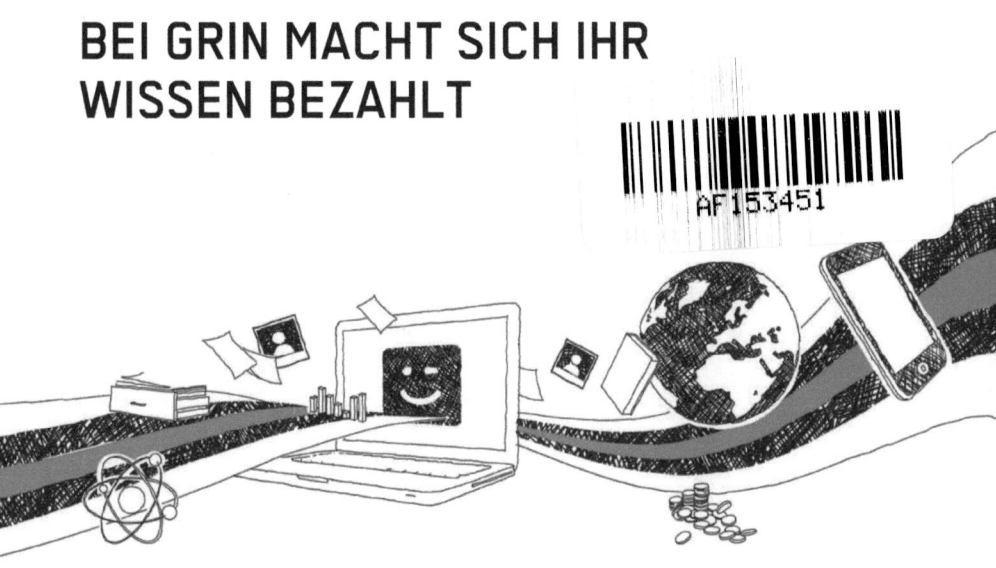
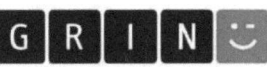

Prävalenzentwicklung bei Diabetes mellitus Typ 2 – In den letzten zwei Jahrzehnten?

Tobias Speck

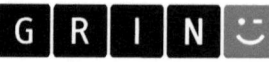

Bibliografische Information der Deutschen Nationalbibliothek:

Die Deutsche Nationalbibliothek verzeichnet diese Publikation in der Deutschen Nationalbibliografie; detaillierte bibliografische Daten sind im Internet über http://dnb.d-nb.de abrufbar.

ISBN: 9783346639011
Dieses Buch ist auch als E-Book erhältlich.

© GRIN Publishing GmbH
Nymphenburger Straße 86
80636 München

Druck und Bindung: Books on Demand GmbH, Norderstedt Germany
Gedruckt auf säurefreiem Papier aus verantwortungsvollen Quellen

Das vorliegende Werk wurde sorgfältig erarbeitet. Dennoch übernehmen Autoren und Verlag für die Richtigkeit von Angaben, Hinweisen, Links und Ratschlägen sowie eventuelle Druckfehler keine Haftung.

Das Buch bei GRIN: https://www.grin.com/document/1193950

Hausarbeit

im Rahmen des Studiengangs Bachelor of Science
in Präventions-, Therapie- und Rehabilitationswissenschaften

Prävalenzentwicklung bei Diabetes mellitus Typ 2
– In den letzten zwei Jahrzehnten?

Bearbeitet von:	Tobias Speck
Modul:	5 Präventionswissenschaften
Vorlesung:	Prävention
Abgabedatum:	19.11.2017

Inhaltsverzeichnis

Tabellenverzeichnis

Abbildungsverzeichnis

Abkürzungsverzeichnis

BGS98	Bundesgesundheitssurvey 1998
DEGS1	Studie zur Gesundheit Erwachsender in Deutschland – erste Studienwelle
DM Typ 2	Diabetes mellitus Typ 2
DRT®	Diabetes-Risiko-Test®
GEDA	Gesundheit in Deutschland Aktuell
PrävG	Präventionsgesetz
RKI	Robert-Koch-Institut
RR	Relatives Risiko
sog.	sogenannt
u.a.	unter anderem

1. Einleitung

1.1 Einführung

Durch die weltweit steigenden Prävalenzen der chronischen, nicht übertragbaren Wohlstandskrankheiten in der sog. „1. Welt", wozu auch der Diabetes mellitus Typ 2, wird im Folgendem nur noch die Kurzform: DM Typ 2 verwendet, gehört, stellt dies eine große Herausforderung für alle Gesundheitssysteme der Welt dar (vgl. Stibernitz 2009, S. 5).

1.1.1 Relevanz des Themas

Durch die Verabschiedung des Gesetzes zur Stärkung der Gesundheitsförderung und der Prävention (Präventionsgesetz – PrävG) durch den Bundestag am 18.06.2015 hat der DM Typ 2 an Bedeutung für Patienten bzw. Patientinnen[1] gewonnen. Unter Paragraph 20 „Primäre Prävention und Gesundheitsförderung", Absatz 3 wird nun auch der Spitzenverband Bund der Krankenkassen Gesundheitsziele im Bereich der Gesundheitsförderung und Prävention berücksichtigen (vgl. Bundesgesetzblatt). Hierbei steht beschrieben: „Diabetes mellitus Typ 2: Erkrankungsrisiko senken, Erkrankte früh erkennen und behandeln (ebd.)."

1.1.2 Berufliche Relevanz

Dieser Abschnitt beschreibt, weshalb es als wissenschaftlich denkender Therapeut wichtig ist, sich mit der medizinischen Disziplin „Diabetologie" auseinanderzusetzen. In Folge der alternden Gesellschaft und dadurch anwachsender Inzidenz von DM Typ 2 nimmt diese Patientengruppe einen immer größeren Stellenwert in der Prävention und Therapie ein. Um Menschen mit DM Typ 2 Optionen von Sport und Bewegung aufzuzeigen, sind individuelle Kompetenzen des Therapeuten in diesem Fachbereich gefragt (vgl. Hien et al., [7]2013, S. V).

Zum Beispiel lässt es sich in der beruflichen Praxis wie folgt umsetzen: Individualisierung der therapeutischen Ziele, diffizile Konfrontation mit den

---

[1] Im folgenden Text werden bei Personenbezeichnungen wegen der besseren Lesbarkeit grundsätzlich nur die männlichen Personen genannt, sie werden als Gattungsbegriffe verstanden, die stets auch die entsprechenden weiblichen Personen einschließen.

derzeitigen diagnostischen und therapeutischen Leitlinien, aber auch ein algorithmisierte Aufstellung eines Behandlungsschemas unter Einbeziehung der Eigenverantwortlichkeit und Motivation des Patienten, um ein positives Therapieziel zu erreichen (vgl. ebd.).

1.1.3 Zielsetzung der Arbeit und Fragestellung

Die Zielsetzung der Arbeit mit der Forschungsfrage: **„Prävalenzentwicklung bei Diabetes mellitus Typ 2 - in den letzten zwei Jahrzehnten?"**, soll untersuchen wie viele Menschen in Deutschland, Europa und weltweit nach den Kriterien des Alters/Geschlechts, in den einzelnen Bundesländern in Bezug auf Ihren Sozialstatus, Bildungsniveau und deren gesundheitsökonomischen und sozialen Folgen, erkrankt sind. Im Folgenden soll dies unter 2.2 erörtert werden.

2. Hauptteil

Im Hauptteil der Arbeit werden zunächst die medizinischen Aspekte der Erkrankung DM Typ 2 herausgearbeitet. Anschließend wird als Schwerpunktthema die Prävalenzentwicklung analysiert. Im Gliederungspunkt „Gesundheitsökonomische und soziale Folgen" wird es darum gehen, die gesellschaftlichen-/sozioökonomischen und individuellen Belastungen aufzuzeigen. Die möglichen Ansätze einer Prävention legt „2.4" dar.

2.1 Diabetes mellitus Typ 2

Infolge einer Glukosestoffwechselstörung in Kombination von erhöhten Blutzuckerwerten und einem relativen Insulinmangel entsteht der DM Typ 2. Meist macht sich der DM Typ 2 jenseits des 40. Lebensjahres bemerkbar und wird deshalb synonym auch „Alters-Diabetes" genannt. Der Ursachenkomplex setzt sich aus drei wesentlichen Komponenten zusammen: relative Insulinmangelsekretion, unzureichende progrediente Insulinentfaltung distal des Organismus und dadurch größere Glukoseproduktion (Glukoneogenese) in der Leber (vgl. Pott 2011, S. 3).

Jedoch ist die Bezeichnung „Alters-Diabetes" nicht mehr zeitgerecht, sondern durch Bewegungsmangel, hyperkalorische, fettreiche Ernährung kann dieses Krankheitsbild auch schon junge Erwachsene treffen.

2

In Abhängigkeit von empirisch belegten Risikofaktoren: Lebensalter, Adipositas, erhöhte Blutfettwerte, Bewegungsmangel und Bluthochdruck sowie genetische Veranlagungen sind Hauptursachen für den weltweit beobachteten Anstieg der DM Typ 2 Neuerkrankungen und Häufigkeiten (vgl. ebd., S 3f.).

Auch Menschen, die in asiatischen, afrikanischen oder lateinamerikanischen Ländern leben, weisen ein gesteigertes DM Typ 2-Risiko auf (vgl. Springer Medizin). Ein Überblick der Pathogenese eines DM Typ 2 gewährt im Anhang die Abb. 1.

Die Behandlungsansätze/-optionen basieren auf zwei unabdingbaren Säulen. Die Umstellung der Lebens-, Essgewohnheiten, Gewichtsabnahme und einer körperlichen Betätigung von 150 Min./Woche und stellen die erste Therapiesäule dar. Die zweite Säule der Therapie betrifft die Pharmakologie und Verabreichung von oralen Antidiabetika bzw. Injektionen von Insulin, durchgeführt von dem Patienten selbst oder eines medizinischen Fachpersonals (vgl. ebd., S. 4).

2.2 Prävalenzentwicklung

Die Prävalenzentwicklung soll hier in diesem Abschnitt zum einen in Form einer Punktprävalenz (12-Monats-Prävalenz) und zum anderen in Form einer Periodenprävalenz (Lebenszeitprävalenz) besprochen werden. Worterklärungen sind aus dem Anhang im Glossar zu entnehmen.

2.2.1 Deutschland/Europa/Weltweit

Weltweit nimmt die Diabetesrelevanz immer weiter zu, jedoch ist die Hälfte aller Patienten noch nicht ärztlich diagnostiziert. In der Wiener klinischen Wochenschrift werden Zahlen im Jahr 2000 auf 151 Mio. Diabetiker mit Typ 2 beim Erwachsenen geschätzt. 2010 wurde ein Zuwachs um 46% auf 221 Mio. und bis zum Jahr 2025 auf 300 Mio. angenommen. Nachprüfend wurden die Daten 2013 auf 382 Mio. an DM Typ 2 Erkrankten verbessert. Zukünftige Schätzungen im Jahre 2035 belaufen sich auf 592 Mio. (vgl. Springer Medizin).

In der Bundesrepublik Deutschland ist der DM Typ 2 eine Krankheit mit ebenfalls stetig zunehmender Lebenszeitprävalenz. Dies belegen auch Ergebnisse einer Studie zur Gesundheit Erwachsender in Deutschland 1 (DEGS1) im Vergleich um

3

„Bundesgesundheitssurvey 1998" (BGS98). Sie weisen auf eine Prävalenzzunahme von 2 Prozentpunkten hin.

So betrug die Lebenszeitprävalenz in der Vorgängerstudie, BGS98, 5,0% und nach Standardisierung der BGS98-Daten, 5,6%. Bis zum DEGS1-Zeitraum, 10 Jahre später, von 2008-2011, wurden bei 7,2% der Erwachsenen (4,6 Mio.) im Alter von 18-79 Jahren jemals ein Diabetes diagnostiziert.

Die zunehmende Häufigkeitsrate lässt sich u.a. auf den demographischen Wandel zurückführen (vgl. Robert-Koch-Institut 2016, S. 1: in DEGS1). Bestätigt wird dies durch ein Forscherteam vom RKI in Berlin in Zusammenarbeit mit dem Deutschen Zentrum für Diabetesforschung in München. In diesem Zusammenhang wurden aus den zwei großen oben genannten Studien 18-79 Jahre alte Teilnehmer begutachtet, die nicht an DM Typ 2 erkrankt waren.

Zur Anwendung kam der Deutsche Diabetes-Risiko-Test® (DRT®) (siehe Abb. 4). Die Ergebnisse begründen eine Senkung des Fünf-Jahres-Risikos für DM-Typ 2 zwischen den beiden Studien um relative 27% und Absolutwerten von 1,5% auf 1,1%. Jedoch steigt die Prävalenz, aufgrund dessen, dass möglicherweise Erkrankte früher ärztlich untersucht werden (vgl. Ärztezeitung online, S. 1ff.). Kontrovers hierzu stehen 2% der Erwachsenen (1,3 Mio.) bei denen von einer Dunkelziffer ausgegangen wird (vgl. RKI 2016, S. 1: in DEGS1).

2.2.2 Alter/Geschlecht

Das RKI (2016, S. 1) zeigt eindrücklich in einer Studie zur Gesundheit Erwachsener in Deutschland innerhalb eines Erhebungszeitraums von 2008-2011, dass die Prävalenzentwicklung stark vom Alter und Geschlecht abhängig ist. Die Lebenszeitprävalenz liegt im Durchschnitt eines bekannten DM Typ 2 bei 7.2%. Hierbei sind 7,4% der Frauen und 7,0% der Männer betroffen. In Altersgruppen aufgeteilt, sind weniger als 5% der 50-Jährigen, 13,8% der 60-69-Jährigen und fast 22% der 70-79-Jährigen erkrankt (vgl. Faktenblatt DEGS1, S. 1). Nachzuvollziehen sind diese Zahlen für den Leser im Anhang in der Tabelle 1.1, 1.2.

2.2.3 Bundesländer

Im Vergleich der Bundesländer in Deutschland werden regionale Unterschiede deutlich. An dieser Stelle werden im bundesweiten Durchschnitt wesentlich höhere 12-Monats-Prävalenzen bei den Frauen in Saschen, Saschen-Anhalt/ Thüringen und Brandenburg ermittelt. In allen vier Bundesländern belegen die Zahlen, dass über 10% der Frauen an DM Typ 2 leiden. Weniger bedeutend sind die Daten bei den Männern. Hier liegen die Statistiken in lediglich in zwei Bundesländern in Saschen und Brandenburg bei knapp weniger als 10% (vgl. Faktenblatt GEDA 2009, S. S. 1ff.) (siehe Tab. 2.1, 2.2). *„Es bleibt zu untersuchen, inwieweit Unterschiede in der Altersstruktur der Bevölkerung und sozialökologische sowie versorgungsrelevante Faktoren die beobachteten regionalen Unterschiede erklären* (Faktenblatt GEDA 2009, S. 3).*"*

2.2.4 Sozialstatus

Die Daten von der DEGS1 belegen auch, dass mehr Menschen mit einem niedrigerem Sozialstaus eher an DM Typ 2 betroffen sind. Dies gilt sowohl für den diagnostizierten als auch für den nicht-diagnostizierten DM Typ 2. Der signifikante Anstieg der Prävalenz an DM Typ 2 zu erkranken, wird bei Frauen mit einem hohen bzw. niedrigem Sozialstaus deutlich. Hierbei steigt die Prävalenz um 8,6% an. Im Vergleich dazu, ist bei den Männern ein minderer Zuwachs von 3,9% zu verzeichnen (vgl. Faktenblatt DEGS, S. 2f.). Illustriert werden diese Parameter wie auch schon unter „2.2.2 Alter/Geschlecht" in der Tab. 1.1, 1.2.

2.2.5 Bildungsniveau

In einer weiteren Gesundheit in Deutschland Aktuell (GEDA)-Studie von 2009 im Auftrag des RKI, wird mit Abnahme der Bildungsgruppe und zunehmendem Alter in Bezug auf die 12-Monats-Prävalenz und Lebenszeitprävalenz ein Anstieg der DM-Häufigkeit erfasst. Dies betrifft sowohl die Frauen ab 30 Jahren wie auch die Männer ab 45 Jahren (vgl. Faktenblatt GEDA 2009, S. 2). Aufschluss über die Häufigkeitsverteilung bei Frauen/Männern nach Alter in Bezug auf die Bildungsgruppe gibt die Tab. 2.1, 2.2.

Auch die erhobenen Werte aus dem selbigen Studienprofil ein Jahr später bekräftigen die oben genannten Fakten (siehe Tab. 3.1, 3.2). Dabei liegen die

12-Monats-Prävalenzen kaum erwähnenswert immer etwas unter den bezeichneten Lebenszeitprävalenzen. Bemerkenswert sind in diesem Zusammenhang die größeren Lebenszeitprävalenzen bei den Frauen in deren Altersgruppe zwischen 18-44 Jahren. Dies lässt sich eventuell auf den Faktor des Gestationsdiabetes zurückführen (vgl. Faktenblatt GEDA 2010, S. 1).

2.3 Gesundheitsökonomische und soziale Folgen

Bei den gesundheitsökonomischen Folgen lassen sich direkte von indirekten Kosten für die Gesundheitswirtschaft unterscheiden. Die direkten Kosten fallen an, wenn es um akute bzw. medikamentöse Behandlungen geht. Zu nennen sind hier vor allem mögliche Folgeschäden eines längerfristigen unentdeckten und unzureichend therapierten DM Typ 2, wie zum Beispiel Herz-Kreislauf-Erkrankungen, Nierenfunktionsstörungen, Erblindungen, oder auch eventuelle Fußamputationen, die das deutsche Gesundheitssystem sehr belasten (vgl. RKI 2016, S. 2).

Im Gegensatz dazu stehen die indirekten Kosten, welche u.a. den Arbeitsausfall/-unfähigkeit und Eintritt in ein früheres Rentenalter sowie Rehabilitationskosten beschreiben (vgl. Pott 2011, S. 6). Die Totalausgaben belaufen sich nach der International Diabetes Federation im Jahre 2009 in Deutschland auf 12% aller Gesundheitsausgaben. Etwa 90-95% aller DM-Erkrankten zeigen einen DM Typ 2. Somit fallen ca. 10,8% der Ausgaben auf den DM Typ 2 (vgl. ebd., S. 7).

Die sozialen Folgen der Erkrankung, umfassen eine akute Krankheitssituation, die mit massiven zukünftigen Lebensveränderungen des Patienten einhergeht. Der Patient erlebt Einschnitte in seine bisherige Lebensweise und in zweiter Instanz in seine familiäre Situation (vgl. ebd., S. 8).

Zusammenfassend ist der DM Typ 2 eine häufige Erkrankung, die ein hohes Maß an gesellschaftlichen, sozioökonomischen und individuellen Belastungen mit sich bringt (vgl. Faktenblatt DEGS1, S. 2).

2.4 Präventionsansätze

Auswertungen der DEGS1-Studie beweisen den Rückgang der Prävalenz des unerkannten DM Typ 2 in Deutschland von 3,4% auf 2,0% in den vergangenen

Jahren. Gründe hierfür können eine verbesserte Früherkennung, Versorgung von Erwachsenen mit DM Typ 2 nach Einführung von Disease-Management-Programmen sein. Desweiteren lässt sich dies auch auf eine Änderung der Diagnostik und individuelle Eigenverantwortung der Patienten zur Vermeidung der Risikofaktoren ableiten (vgl. Faktenblatt DEGS1, S. 2).

2.4.1 Screening auf DM Typ 2

Grundsätzlich sollten alle Personen mit einem bekanntlich erhöhtem DM-Risiko oder Prädiabetes gescreent werden. Das Screening setzt sich aus drei Komponenten zusammen: **Nüchternplasmaglukose, alternativ HbA1c** oder **oraler Glukosetoleranztest**. Dies geschieht ab einem Lebensalter von > 45 Jahren, alle drei Jahre. Die Tabellen 4 und 5 im Anhang zeigen auf, welche Kriterien für das Diabetesscreening bei asymptomatischen Erwachsen und Kindern/Jugendlichen für das Screening erfüllt sein müssen (Herv. d. Verfasser) (vgl. Springer Medizin, S. 2).

„Wie erklärt sich aber, dass das DM Typ 2-Risiko in Deutschland in den vergangenen 20 Jahren abgenommen hat, jedoch die Prävalenz der Krankheit in dieser Zeit deutlich angestiegen ist (Ärztezeitung online, S. 2)." Vermutlich lässt sich diese Fragestellung damit beantworten, weil die Ärzte eher in der Lage sind, den DM Typ 2 früher zu erkennen. Dies hängt auch mit der Weiterentwicklung der diagnostischen Medizin zusammen (vgl. Ärztezeitung online, S. 2).

2.4.2 Lebensstilveränderungen

Komponenten, die hierzu gehören sind: ausgewogener Ernährungsstil, Gewichtsabnahme und eine körperliche Betätigung. Im Hinblick auf eine passende Ernährungsform sollte sich diese aus einer Mischkost zusammensetzen. Fettarme, aber dafür kohlenhydrat-, ballaststoffreiche Lebensmittel sind Grundbausteine einer Mischkost. Der Tagesenergiebedarf an Fett, sollte aus < 10% gesättigten Fettsäuren bestehen (vgl. King/Aubert/Herman in: Springer Medizin, S. 3). Außerdem lassen sich positiven Veränderungen auf das Herz-Kreislauf-System und einem höheren Maß an Lebensqualität auf einen Rückgang beim Verzehr von rotem Fleisch zurückführen (vgl. Ärztezeitung online, S. 3).

Beweisführend sind hierfür die Diabetes Präventions-Programme, welche eine Senkung des relativen Risikos (RR) von 58% an DM Typ 2 zu erkranken, darlegen. Follow-ups untermauern die Reduktion des RR (vgl. Tuomilehto et al., Knowler et al. in: Springer Medizin, S. 2).

Wird ein Prädiabetes diagnostiziert, so sind eine Ernährungsberatung und damit zusammenhängende Gewichtsreduktionen von etwa 7%, körperliche Aktivität von ca. 30 Min./Tag bzw. 150 Min./Woche und kontinuierliche Nachuntersuchungen unumgänglich (vgl. ebd., S. 2).

2.4.3 Medikamentöse Interventionen

Eine Vielzahl von Medikamenten zur Diabetesprävention sind zurzeit auf dem Markt, aber nur wenige haben sich als wirksam herausgestellt. Zu nennen sind: Metformin, Alpha-Glukosidasehemmer und Orilistat sowie Glitazone. Die beste Evidenz zeigt Metformin in Bezug auf Effektivität, Langzeitwirkung und Kostenfaktoren (vgl. Diabetes Prevention Program Research Group in: Springer Medizin, S. 3). *„Keine der medikamentösen Interventionen war jedoch so effektiv wie die Lebensmittelintervention* (Herv. d. Verfasser) (ebd., S. 3)."

2.5 Literaturrecherche

Der Leser hat die Möglichkeit alle Abbildungen und Übersichtstabellen sowie den Glossar, die sich aus der Literaturrecherche ergeben haben im Anhang einzusehen.

3. Fazit und Ausblick

Im Schlussteil der Arbeit „Fazit und Ausblick" erfolgt eine zusammenfassende Darstellung der Ergebnisse. Desweiteren gibt dieses Kapitel Aufschluss über Schlussfolgerungen und mögliche Konsequenzen, die aus dieser Arbeit gezogen werden können.

Der DM Typ 2 oder „Alters-Diabetes" betrifft heute nicht mehr nur die über 40-Jährigen, sondern auch bereits die jungen Erwachsenen. Es gilt als gesichert, dass das Lebensalter, Adipositas, erhöhte Blutfettwerte, Bewegungsmangel und Bluthochdruck sowie genetische Veranlagungen, eine erhebliche Rolle für die auftretende Krankheitsentstehung spielen.

Weltweit nimmt die Prävalenzentwicklung zu. Faktoren die die ansteigende Häufigkeitsrate beeinflussen sind: Alter/Geschlecht, regionale Unterschiede und Sozialstatus sowie das Bildungsniveau. Ableiten lässt sich dies auch aufgrund des anwachsenden demographischen Wandels und einer verbesserten Früherkennungsdiagnostik. Jedoch gilt zu beachten, dass eine Vielzahl der Patienten noch nicht ärztlich diagnostiziert bzw. nicht in die Statistik aufgenommen sind.

Die Vorbeugung der Krankheit müsste im Grunde genommen händelbar sein, angesichts der erheblichen Bedeutung der öffentlichen gesundheitlichen Relevanz. Gesundheits-/sozioökonomische Folgen als auch gesellschaftliche wie individuelle Belastungen sind signifikant.

Primärpräventive Ansätze zur DM Typ 2-Prävention schließen eine rechtzeitige Früherkennung, die Einführung eines Disease-Management-Programmes, eine verbesserte Diagnostik und die Eigenverantwortung des Patienten mit ein.

Besteht bereits eine DM Typ 2-Erkrankung, so zeigt die Sekundärprävention positive Effekte. Zu nennen sind hier: ein ausgewogener Ernährungsstil und Gewichtsreduktion sowie eine konsequente körperliche Aktivität. Erstaunlicherweise lassen Bewegungs-/Lebens-/Essgewohnheiten eine evidenzbasierte relevante Wirkung erkennen im Vergleich zu pharmakologischen Interventionen. Vor allem Kinder sollten so früh wie möglich in der Entwicklung eines angemessen Lebensstils und positiven Körperbildes unterstützt werden.

Literaturverzeichnis

Printmedien

Hien, P. et al. (^{7}2013): Diabetes-Handbuch. Nach den Leitlinien der Deutschen Diabetes-Gesellschaft (DDG). Berlin/Heidelberg: Springer-Verlag

Pfohl, M. (2008): Der adipöse Typ 2-Diabetiker – Probleme und Konzepte. Bremen. UNI-MED Verlag AG

Pott, J.S. (2011): Diabetes mellitus Typ 2: Daten, Fakten und Herausforderungen. Studienarbeit. München: GRIN Verlag GmbH

Stibernitz, D. (2009): Diabetes mellitus, Analyse der Präventions- und Therapiekonzepte. Präventions- und Therapiekonzepte des Krankheitsbildes Diabetes mellitus Typ 2 & die Entwicklung des Disease Management Programms in Österreich. Saarbrücken: VDM Verlag Dr. Müller Aktiengesellschaft & Co. KG

Weiß, C. (^{5}2010): Basiswissen Medizinische Statistik. Mit Epidemiologie. Heidelberg: Springer Medizin Verlag

Websites

Ärztezeitung online. URL:

Artikel: Typ-2-Diabetes – Das Risiko sinkt, aber die Prävalenz steigt:

https://www.aerztezeitung.de/medizin/krankheiten/diabetes/article/940109/typ-2-diabetes-risiko-sinkt-aber-praevalenz-steigt.html?cm_mmc=Newsletter-_-Newsletter-O-_-20170719-_-Diabetes+mellitus. Zuletzt geprüft am 09.09.2017

Bundesgesetzblatt. URL:

Gesetz zur Stärkung der Gesundheitsförderung und der Prävention (Präventionsgesetz – PrävG):

https://www.bgbl.de/xaver/bgbl/start.xav?startbk=Bundesanzeiger_BGBl&jumpTo =bgbl115s1368.pdf#__bgbl__%2F%2F*%5B%40attr_id%3D%27bgbl115s1368.p df%27%5D__1509462553698. Zuletzt geprüft am 31.10.2017

Deutsches Institut für Ernährungsforschung Potsdam-Rehbrücke. URL:

Patientenfragebogen und Auswertung des Deutschen Diabetes-Risiko-Tests (DRT) für den Hausarzt:

http://www.dife.de/diabetes-risiko-test/DRT-FB-Patient_Juli%202017_final.pdf. Zuletzt geprüft am 18.10.2017

Robert Koch Institut. URL:

Faktenblatt: Themenschwerpunkt Diabetes mellitus:

http://www.rki.de/DE/Content/Gesundheitsmonitoring/Themen/Chronische_Erkra nkungen/Diabetes/Diabetes_node.html. Zuletzt geprüft am 09.09.2017

Faktenblatt zu DEGS1: Studie zur Gesundheit Erwachsener in Deutschland (2008-2011):

http://www.rki.de/DE/Content/Gesundheitsmonitoring/Gesundheitsberichterstattu ng/GBEDownloadsF/degs1/Diabetes_mellitus.pdf;jsessionid=A8395292739D693 7A419FAD48DF45D5B.1_cid290?__blob=publicationFile. Zuletzt geprüft am 09.09.2017

Faktenblatt zu GEDA: Prävalenz des bekannten Diabetes mellitus (2009):
http://www.rki.de/DE/Content/Gesundheitsmonitoring/Gesundheitsberichterstattu
ng/GBEDownloadsB/Geda09/Diabetes_mellitus.pdf;jsessionid=A8395292739D6
937A419FAD48DF45D5B.1_cid290?_blob=publicationFile. Zuletzt geprüft am
09.09.2017

Faktenblatt: Chronische Erkrankungen Diabetes mellitus (2010):
http://www.rki.de/DE/Content/Gesundheitsmonitoring/Gesundheitsberichterstattu
ng/GBEDownloadsB/Geda2010/Diabetes_mellitus.pdf;jsessionid=A8395292739
D6937A419FAD48DF45D5B.1_cid290?_blob=publicationFile. Zuletzt geprüft am
09.09.2017

Faktenblatt: Regionale Unterschiede in der Gesundheit von Adipositas und
Diabetes mellitus 2010:
http://www.rki.de/DE/Content/Gesundheitsmonitoring/Gesundheitsberichterstattu
ng/GBEDownloadsB/Geda2010/kapitel_regionale_unterschiede.pdf;jsessionid=A
8395292739D6937A419FAD48DF45D5B.1_cid290?_blob=publicationFile.
Zuletzt geprüft am 09.09.2017

Springer Medizin. URL:
Wiener klinische Wochenschrift – The Central European Journal of Medicine: Typ
2 Diabtes mellitus – Screening und Prävention:
https://www.springermedizin.de/typ-2-diabetes-mellitus-screening-und
praevention/10019748?searchBackButton=true&fulltextView=true&abEvent=detai
lLink. Zuletzt geprüft am 04.10.2016

Anhang

Tabellen

Tabelle 1.1, 1.2: Screenshot der Lebenszeitprävalenz des bekannten Diabetes mellitus bei 18- bis 79-jährigen Frauen/Männern nach Alter und Sozialstatus, 18.10.2017 (vgl. Faktenblatt DEGS1, S. 3)

	Lebenszeitprävalenz des bekannten Diabetes mellitus	
	%	(95%-KI)
Frauen	7,4	(6,5-8,5)
Alter		
18-39 Jahre	3,7	(2,5-5,5)
40-49 Jahre	4,5	(3,0-6,8)
50-59 Jahre	4,0	(2,6-6,0)
60-69 Jahre	10,7	(8,2-13,8)
70-79 Jahre	21,8	(17,6-26,7)
Sozialstatus		
Niedrig	11,6	(8,6-15,5)
Mittel	7,4	(6,3-8,7)
Hoch	3,0	(2,0-4,5)
Gesamt (Frauen und Männer)	7,2	(6,5-8,0)

	Lebenszeitprävalenz des bekannten Diabetes mellitus	
	%	(95%-KI)
Männer	7,0	(6,0-8,1)
Alter		
18-39 Jahre	0,9	(0,3-2,3)
40-49 Jahre	2,0	(1,1-3,7)
50-59 Jahre	7,3	(5,3-10,1)
60-69 Jahre	17,0	(13,1-21,7)
70-79 Jahre	22,0	(17,6-27,2)
Sozialstatus		
Niedrig	10,1	(7,5-13,5)
Mittel	6,1	(5,1-7,4)
Hoch	6,2	(4,6-8,3)
Gesamt (Frauen und Männer)	7,2	(6,5-8,0)

Tabelle 2.1, 2.2: Screenshot der Häufigkeitsverteilung, aufgeteilt in 12-Monats-Prävalenz/Lebenszeitprävalenz von Diabetes mellitus Typ 2 bei Frauen/Männern nach Alter (vgl. Faktenblatt GEDA 2009, S. 2)

Frauen	12-Monats-Prävalenz von Diabetes		Lebenszeitprävalenz von Diabetes	
	%	(95%-KI)	%	(95%-KI)
Gesamt (Frauen und Männer)	7,3	(6,8-7,9)	8,8	(8,2-9,4)
Frauen gesamt	7,5	(6,8-8,3)	9,3	(8,5-10,2)
18-29 Jahre	1,1	(0,7-2,0)	2,1	(1,4-3,2)
Untere Bildungsgruppe	1,8	(0,7-4,4)	3,7	(1,9-6,8)
Mittlere Bildungsgruppe	0,9	(0,5-1,7)	1,6	(0,9-2,5)
Obere Bildungsgruppe	0,4	(0,1-2,9)	0,4	(0,1-2,9)
30-44 Jahre	1,7	(1,2-2,4)	4,2	(3,4-5,2)
Untere Bildungsgruppe	2,5	(0,8-7,6)	6,5	(3,2-12,5)
Mittlere Bildungsgruppe	1,9	(1,3-2,6)	4,1	(3,2-5,1)
Obere Bildungsgruppe	0,9	(0,5-1,6)	3,2	(2,3-4,4)
45-64 Jahre	6,8	(5,8-7,9)	7,7	(6,7-8,9)
Untere Bildungsgruppe	11,4	(8,0-16,0)	12,0	(8,5-16,6)
Mittlere Bildungsgruppe	6,1	(5,1-7,3)	7,2	(6,1-8,4)
Obere Bildungsgruppe	3,9	(3,0-5,0)	4,8	(3,8-6,0)
ab 65 Jahre	17,4	(15,3-19,7)	20,1	(17,8-22,6)
Untere Bildungsgruppe	21,9	(18,2-26,3)	26,2	(22,1-30,7)
Mittlere Bildungsgruppe	12,9	(11,1-15,0)	13,9	(11,9-16,0)
Obere Bildungsgruppe	12,0	(9,5-15,2)	14,1	(11,4-17,3)

Männer	12-Monats-Prävalenz von Diabetes		Lebenszeitprävalenz von Diabetes	
	%	(95%-KI)	%	(95%-KI)
Gesamt (Frauen und Männer)	7,3	(6,8−7,9)	8,8	(8,2−9,4)
Männer gesamt	7,2	(6,5−7,9)	8,2	(7,5−9,0)
18−29 Jahre	0,7	(0,3−1,5)	1,0	(0,6−1,8)
Untere Bildungsgruppe	0,6	(0,2−2,0)	0,7	(0,3−2,0)
Mittlere Bildungsgruppe	0,5	(0,1−2,0)	1,0	(0,4−2,2)
Obere Bildungsgruppe	2,2	(0,8−5,9)	2,2	(0,8−5,9)
30−44 Jahre	1,8	(1,2−2,9)	2,5	(1,6−3,6)
Untere Bildungsgruppe	6,7	(2,5−16,4)	9,2	(4,2−19,1)
Mittlere Bildungsgruppe	1,5	(0,9−2,5)	1,7	(1,1−2,7)
Obere Bildungsgruppe	0,7	(0,4−1,4)	1,4	(0,8−2,5)
45−64 Jahre	7,9	(6,7−9,2)	9,1	(7,9−10,5)
Untere Bildungsgruppe	7,4	(3,6−14,8)	10,0	(5,4−18,0)
Mittlere Bildungsgruppe	8,8	(7,2−10,8)	10,0	(8,3−12,0)
Obere Bildungsgruppe	6,4	(5,3−7,8)	7,3	(6,0−8,7)
ab 65 Jahre	18,7	(16,2−21,4)	20,7	(18,2−23,5)
Untere Bildungsgruppe	19,6	(11,7−30,9)	19,6	(11,7−30,9)
Mittlere Bildungsgruppe	20,2	(16,9−23,8)	23,0	(19,6−26,8)
Obere Bildungsgruppe	15,2	(12,9−17,9)	16,9	(14,2−19,9)

Tabelle 3.1, 3.2: Screenshot der Häufigkeitsverteilung, aufgeteilt in 12-Monats-Prävalenz/Lebenszeitprävalenz von Diabetes mellitus Typ 2 bei Frauen/Männern nach Alter (vgl. Faktenblatt GEDA 2010, S. 2)

Frauen	12-Monats-Prävalenz von Diabetes		Lebenszeitprävalenz von Diabetes	
	%	(95%-KI)	%	(95%-KI)
Gesamt (Frauen und Männer)	7,4	(6,9−7,9)	8,6	(8,1−9,2)
Frauen gesamt	7,1	(6,5−7,9)	8,8	(8,1−9,6)
18−29 Jahre	1,1	(0,7−1,8)	1,8	(1,2−2,6)
Untere Bildungsgruppe	0,8	(0,2−2,8)	1,5	(0,6−3,5)
Mittlere Bildungsgruppe	1,3	(0,7−2,3)	1,7	(1,1−2,8)
Obere Bildungsgruppe	1,3	(0,6−3,1)	3,1	(1,7−5,7)
30−44 Jahre	1,7	(1,3−2,4)	4,3	(3,5−5,2)
Untere Bildungsgruppe	3,1	(1,3−7,2)	7,8	(4,4−13,6)
Mittlere Bildungsgruppe	1,8	(1,2−2,6)	4,1	(3,2−5,2)
Obere Bildungsgruppe	0,9	(0,5−1,6)	3,0	(2,2−4,0)
45−64 Jahre	6,7	(5,7−7,8)	7,9	(6,8−9,1)
Untere Bildungsgruppe	9,5	(6,5−13,8)	11,8	(8,4−16,5)
Mittlere Bildungsgruppe	6,8	(5,8−8,0)	7,8	(6,7−9,1)
Obere Bildungsgruppe	3,3	(2,5−4,4)	4,1	(3,2−5,2)
ab 65 Jahre	16,1	(14,1−18,4)	18,1	(16,0−20,4)
Untere Bildungsgruppe	18,6	(15,0−22,9)	20,8	(17,0−25,3)
Mittlere Bildungsgruppe	14,6	(12,5−16,9)	16,5	(14,3−18,9)
Obere Bildungsgruppe	10,1	(7,9−12,8)	11,4	(9,1−14,2)

14

	12-Monats-Prävalenz von Diabetes		Lebenszeitprävalenz von Diabetes	
Männer	%	(95 %-KI)	%	(95 %-KI)
Gesamt (Frauen und Männer)	7,4	(6,9 – 7,9)	8,6	(8,1 – 9,2)
Männer gesamt	7,6	(6,9 – 8,4)	8,5	(7,7 – 9,3)
18 – 29 Jahre	0,7	(0,3 – 1,3)	0,8	(0,5 – 1,5)
Untere Bildungsgruppe	0,8	(0,3 – 2,4)	0,8	(0,3 – 2,4)
Mittlere Bildungsgruppe	0,7	(0,3 – 1,7)	1,0	(0,5 – 2,0)
Obere Bildungsgruppe	–	–	–	–
30 – 44 Jahre	1,5	(1,0 – 2,4)	2,3	(1,5 – 3,4)
Untere Bildungsgruppe	1,8	(0,4 – 7,6)	4,8	(1,9 – 11,5)
Mittlere Bildungsgruppe	2,0	(1,2 – 3,4)	2,6	(1,6 – 4,0)
Obere Bildungsgruppe	0,6	(0,3 – 1,2)	0,7	(0,3 – 1,3)
45 – 64 Jahre	9,0	(7,7 – 10,4)	9,8	(8,5 – 11,3)
Untere Bildungsgruppe	11,7	(6,3 – 20,5)	11,7	(6,3 – 20,5)
Mittlere Bildungsgruppe	10,4	(8,7 – 12,4)	11,4	(9,6 – 13,5)
Obere Bildungsgruppe	5,6	(4,6 – 6,9)	6,6	(5,5 – 8,0)
ab 65 Jahre	19,3	(16,9 – 21,9)	20,7	(18,2 – 23,4)
Untere Bildungsgruppe	22,5	(13,8 – 34,4)	25,4	(16,2 – 37,6)
Mittlere Bildungsgruppe	20,2	(17,1 – 23,8)	21,3	(18,1 – 24,9)
Obere Bildungsgruppe	15,6	(13,4 – 18,1)	16,9	(14,6 – 19,5)

Tabelle 4: Kriterien für Diabetesscreening bei asymptomatischen Erwachsenen (vgl. Springer Medizin)

Kriterien für Diabetesscreening bei asymptomatischen Erwachsenen
Bei Alter ≥ 45 Jahre
Unabhängig vom Alter bei Übergewicht (BMI ≥ 25 kg/m²) und einem oder mehreren zusätzlichen Risikofaktoren
Physische Inaktivität
Verwandte ersten Grades mit Diabetes
Arterielle Hypertonie (≥ 140/90 mmHg oder antihypertensive Therapie)
HDL Cholesterin Männer < 35 mg/dl und/oder Triglyceride > 250 mg/dl
Polyzystisches Ovarialsyndrom, Geburt eines Kindes mit > 4,5 kg Körpergewicht, oder vorangegangenem Schwangerschaftsdiabetes
IFG oder IGT zu einem früheren Zeitpunkt, HbA1c ≥ 5,7
Kardio- oder zerebrovaskuläre Erkrankung
Hochrisikopopulation (asiatische, afrikanische, lateinamerikanische Herkunft)
Acanthosis nigricans
BMI Body Mass Index, *IFG* gestörte Nüchternglukose, *IGT* gestörte Glukosetoleranz

Tabelle 5: Kriterien für Typ-2-Diabetesscreening bei Kindern und Jugendlichen (vgl. Springer Medizin)

Ab dem 10. Lebensjahr bei Übergewicht (BMI > 90. Perzentile) *und* Vorliegen von *mindestens zwei* der folgenden Risikofaktoren
Typ 2 Diabetes bei Verwandten 1. bis 2. Grades
Extreme Adipositas (BMI > 99,5. Perzentile)
Zeichen der Insulinresistenz oder mit ihr assoziierte Veränderungen (arterieller Hyertonus, Dyslipidämie, erhöhte Transaminasen, polyzystisches Ovarialsyndrom, Acanthosis nigricans)
Zugehörigkeit zu einer Gruppe mit erhöhtem Risiko (z. B. Ostasiaten, Afro-amerikaner, Hispanier)
BMI Body Mass Index

Abbildungen

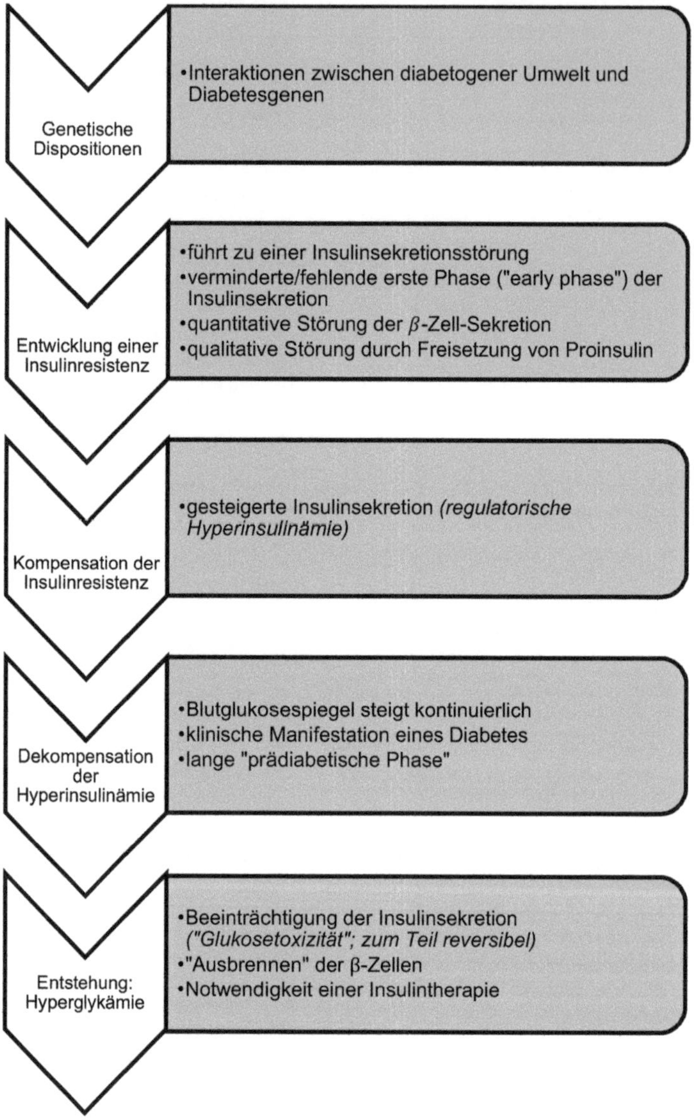

Genetische Dispositionen
- Interaktionen zwischen diabetogener Umwelt und Diabetesgenen

Entwicklung einer Insulinresistenz
- führt zu einer Insulinsekretionsstörung
- verminderte/fehlende erste Phase ("early phase") der Insulinsekretion
- quantitative Störung der β-Zell-Sekretion
- qualitative Störung durch Freisetzung von Proinsulin

Kompensation der Insulinresistenz
- gesteigerte Insulinsekretion *(regulatorische Hyperinsulinämie)*

Dekompensation der Hyperinsulinämie
- Blutglukosespiegel steigt kontinuierlich
- klinische Manifestation eines Diabetes
- lange "prädiabetische Phase"

Entstehung: Hyperglykämie
- Beeinträchtigung der Insulinsekretion *("Glukosetoxizität"; zum Teil reversibel)*
- "Ausbrennen" der β-Zellen
- Notwendigkeit einer Insulintherapie

Abbildung 1: Pathogenese und Entwicklung des Diabetes mellitus Typ 2 (Quelle: eigene Darstellung) - entnommen aus Hien, P. et al. ([7]2013, S. 28)

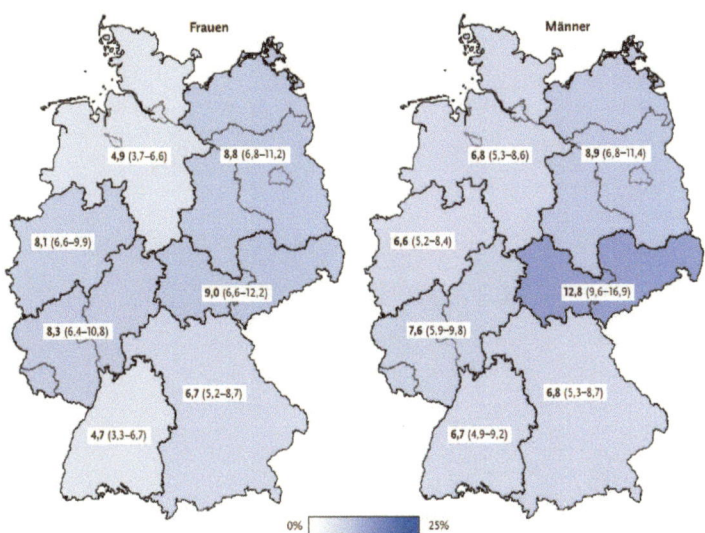

Abbildung 2: Screenshot der Regionalen Verteilung: Anteil der Befragten mit bekannten Diabetes mellitus (12-Monats-Prävalenz), 17.10.2017 (vgl. Faktenblatt GEDA 2010, S. 3)

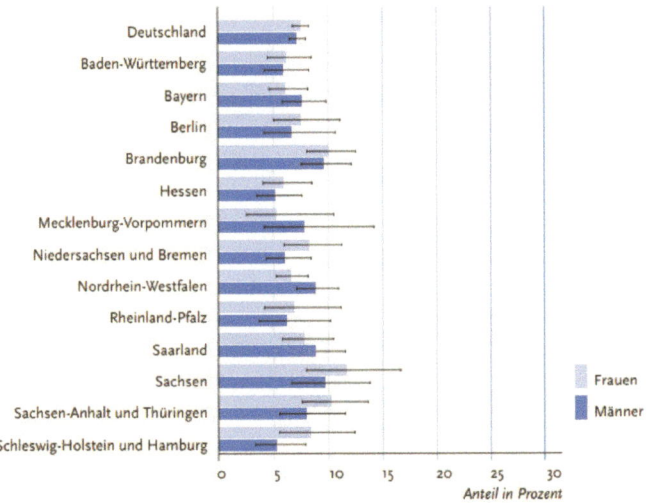

Abbildung 3: Screenshot der Regionalen Verteilung: Anteil der Befragten mit bekannten Diabetes mellitus (12-Monats-Prävalenz), 19.10.2017 (vgl. Faktenblatt GEDA 2009, S. 3)

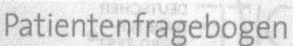 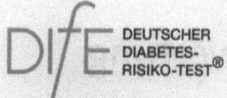

Patientenfragebogen

DIfE DEUTSCHER DIABETES-RISIKO-TEST®

Mit Hilfe des vom Deutschen Institut für Ernährungsforschung Potsdam-Rehbrücke (DIfE) entwickelten zweistufigen Risiko-Tests lässt sich das persönliche Risiko eines Patienten ermitteln, innerhalb der nächsten 5 Jahre an einem Typ-2-Diabetes zu erkranken.

Alter

Wie alt sind Sie in Jahren?

<35	0 Punkte	55-59	13 Punkte
35-39	1 Punkt	60-64	16 Punkte
40-44	4 Punkte	65-69	19 Punkte
45-49	7 Punkte	70-74	22 Punkte
50-54	10 Punkte	≥75	25 Punkte

Körperliche Aktivität

Sind Sie pro Woche mindestens 5 Stunden aktiv?
(z. B. Sport, Gartenarbeit, Radfahren)

Nein	1 Punkt	Ja	0 Punkte

Bluthochdruck

Wurde bei Ihnen schon einmal ein Bluthochdruck festgestellt?

Nein	0 Punkte	Ja	5 Punkte

Vollkornbrot- und Müsliverzehr

Wie viele Scheiben Vollkornbrot, -brötchen und Portionen Müsli
(1 Portion = 3 Esslöffel) essen Sie am Tag?

0	5 Punkte	3	2 Punkte
1	4 Punkte	4	1 Punkt
2	3 Punkte	>4	0 Punkte

Fleischkonsum

Wie oft essen Sie Rind-, Schweine-
oder Lammfleisch (keine Wurstwaren)?

Nie oder sehr selten	0 Punkte
1-2 mal pro Woche	1 Punkt
3-4 mal pro Woche	3 Punkte
5-6 mal pro Woche	5 Punkte
Täglich	6 Punkte
Mehrmals täglich	8 Punkte

Kaffee

Wie viele Tassen Kaffee trinken Sie am Tag?

0-1	3 Punkte
2-5	2 Punkte
>5	0 Punkte

Rauchen

Welchen Raucherstatus haben Sie?

Ich habe nie geraucht.	0 Punkte
Ich habe mal durchschnittlich weniger als 20 Zigaretten am Tag geraucht.	1 Punkt
Ich habe mal durchschnittlich 20 Zigaretten oder mehr am Tag geraucht.	5 Punkte
Ich rauche durchschnittlich weniger als 20 Zigaretten am Tag.	2 Punkte
Ich rauche durchschnittlich 20 Zigaretten oder mehr am Tag.	8 Punkte

Körpergröße

Wie groß sind Sie in Zentimetern?

< 152	11 Punkte	176-183	3 Punkte
152-159	9 Punkte	184-191	1 Punkt
160-167	7 Punkte	≥192	0 Punkte
168-175	5 Punkte		

Taillenumfang

Wie groß ist Ihr Taillenumfang in Zentimetern?

<75	0 Punkte	100-104	24 Punkte
75-79	4 Punkte	105-109	28 Punkte
80-84	8 Punkte	110-114	32 Punkte
85-89	12 Punkte	115-119	36 Punkte
90-94	16 Punkte	≥120	40 Punkte
95-99	20 Punkte		

Diabetes in der Familie

Wurde bei Ihren Eltern ein Typ-2-Diabetes diagnostiziert?

Nein oder ist mir nicht bekannt.	0 Punkte
Ja, ein Elternteil ist erkrankt.	6 Punkte
Ja, beide Elternteile sind erkrankt.	11 Punkte

Wurde bei mindestens einem Geschwisterkind ein
Typ-2-Diabetes diagnostiziert?

Nein oder ist mir nicht bekannt.	0 Punkte
Ja, mindestens ein Geschwisterkind ist erkrankt.	6 Punkte

Addieren Sie alle Punkte, die den Antworten zugeordnet wurden.

SUMME	Punkte

© Deutsches Institut für Ernährungsforschung Potsdam-Rehbrücke (DIfE), Mitglied der Leibniz-Gemeinschaft, Partner des Deutschen Zentrums für Diabetesforschung e. V. (DZD)
Kontakt: Tel. +49 (0)33200 88-2335, E-Mail: presse@dife.de, www.dife.de – Jede gewerbliche Nutzung des DRT ist ohne schriftliche Genehmigung untersagt.
Der DIfE – DEUTSCHER DIABETES-RISIKO-TEST® (DRT) wurde mit öffentlichen Mitteln (Bund, Land Brandenburg, Europäische Union) vom DIfE entwickelt. Er basiert auf den Daten der Potsdamer European Prospective Investigation into Cancer and Nutrition. Seine Weiterentwicklung wird im Rahmen der DZD-Forschung finanziert.
Test: Stand Mai 2014; Auflage: Juli 2017

Abbildung 4: Scan des Patientenfragebogens und der Auswertung des Deutschen Diabetes-Risiko-Tests® (DRT®) für den Hausarzt (vgl. Deutsches Institut für Ernährungsforschung Potsdam-Rehbrücke)

Auswertung

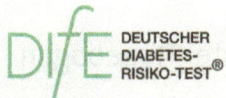

DEUTSCHER DIABETES-RISIKO-TEST®

Mit Hilfe der folgenden Tabellen
kann das Diabetes-Risiko des Patienten bewertet werden.

Bewertung des Diabetes-Risikos nach DRT-Punkten

DRT-Punkte	< 46	46-56	57-63	> 63
Diabetes-Risiko	niedrig	noch niedrig	erhöht	hoch bis sehr hoch

Um das Diabetes-Risiko genauer zu bestimmen bzw. einen bereits vorhandenen klinisch manifesten Diabetes auszuschließen, sollte ab einem Ergebnis von 57 Punkten zusätzlich der HbA$_{1c}$-Wert oder der Nüchternblutzucker bestimmt werden.

Risikobewertung laut DRT und HbA$_{1c}$ bzw. Nüchtern-Glukose

HbA$_{1c}$ / Nüchtern-Glukose	DRT-Punkte			
	< 46	46-56	57-63	> 63
5,7-6,4 % (39-46 mmol/mol) / 100-125 mg/dl (5,6-6,9 mmol/l)	noch niedrig	erhöht	hoch bis sehr hoch	hoch bis sehr hoch
< 5,7 % (< 39 mmol/mol) / < 100 mg/dl (< 5,6 mmol/l)	niedrig	noch niedrig	erhöht	hoch bis sehr hoch

5-Jahres-Erkrankungswahrscheinlichkeit

Von 100 Personen, die dieselben Angaben wie der Patient gemacht haben, werden x Personen innerhalb der nächsten 5 Jahre an einem Typ-2-Diabetes erkranken.

ermitteltes Risiko	x erkrankte Personen
niedriges Risiko	< 2
noch niedriges Risiko	ca. 2 bis 5
erhöhtes Risiko	ca. 6 bis 10
hohes bis sehr hohes Risiko	> 10

Handlungsempfehlungen

1) Der Patient sollte über die Bedeutung des Testergebnisses aufgeklärt werden.

2) Bei Patienten mit „erhöhtem" Risiko sollten Beratungen zu modifizierbaren Risikofaktoren, insbesondere zum Taillenumfang, zur Ernährung, zum Rauchverhalten und zur körperlichen Aktivität erfolgen (siehe Anlage Informationen: "Faktoren, die das Typ-2-Diabetes-Risiko beeinflussen"). Nach spätestens 3 Jahren sollte eine Nachuntersuchung erfolgen.

3) Bei Patienten mit „hohem bis sehr hohem Risiko" sollten - je nach Risikoprofil des Patienten - Maßnahmen zur Gewichtsreduktion (Zielparameter Taillenumfang), zur Ernährungsumstellung (Erhöhung des Vollkornverzehrs, Verminderung des Fleischverzehrs), zur Raucherentwöhnung und zur Steigerung der körperlichen Aktivität ergriffen werden. Nach 1 Jahr sollte eine Nachuntersuchung erfolgen.

4) Bei klinisch manifestem Diabetes (HbA$_{1c}$ ≥ 6,5 % bzw. 48 mmol/mol, Nüchternblutzucker ≥ 126 mg/dl bzw. 7,0 mmol/l) muss ebenfalls eine Lebensstil-Intervention begonnen werden. Gleichzeitig sollte über eine geeignete medikamentöse Intervention entschieden werden (siehe Leitlinie: „Medikamentöse antihyperglykämische Therapie des Typ-2-Diabetes" der Deutschen Diabetes Gesellschaft).

© Deutsches Institut für Ernährungsforschung Potsdam-Rehbrücke (DIfE), Mitglied der Leibniz-Gemeinschaft, Partner des Deutschen Zentrums für Diabetesforschung e. V. (DZD)
Kontakt: Tel.: +49 (0) 33200 88-2935, E-Mail: presse@dife.de, www.dife.de · Jede gewerbliche Nutzung des DRT ist ohne schriftliche Genehmigung untersagt.
Der DIFE - DEUTSCHER DIABETES-RISIKO-TEST® (DRT) wurde mit wesentlicher finanzieller Unterstützung vom DZD entwickelt, erfolgt auf der Basis der Ergebnisse langjähriger Forschungsarbeit maßgeblicher Wissenschaftler am DIfE. In der Bearbeitung und Weiterentwicklung wird im Rahmen des DZD-Förderung übermittelt.
Test: Stand Mai 2014; Auflage: Juli 2017

Glossar

Alpha-Glukosidasehemmer: Ist ein nicht-insulinotropes Antidiabetikum, welches das Enzym Alpha-Glucosidase daran hindert verwertbaren Zucker zu spalten (vgl. Diabetes mellitus Typ 2, [3]2016, S. 120).

Diabetes-Risiko-Test®: „Ist ein validiertes Maß zur Vorhersage des Diabetesrisikos in der deutschen Bevölkerung (Ärztezeitung online, S2)."

Glitazone: Ist ein nicht-insulinotropes Antidiabetikum zur Steigerung der Aufnahme von Glukose in die Muskulatur und das Fettgewebe (vgl. Diabetes mellitus Typ 2, [3]2016, S. 119).

HbA1c: Ist ein Wert für die „glykierten Hämoglobine". Hämoglobine, die zu einem bestimmten Prozentsatz Glukose aufgenommen haben (vgl. Diabetes mellitus Typ 2, [3]2016, S. 59).

Lebenszeitprävalenz Ist eine spezielle Form der Periodenprävalenz und beschreibt die Wahrscheinlichkeit einer Person, krank geboren zu werden oder eimal im Laufe des Lebens zu erkranken (vgl. Weiß [5]2010, S. 249)

Metformin: Ist ein nicht-insulinotropes Antidiabetikum, welches die Abgabe des Speicherzuckers Glykogen aus der Leber vermindert und den Übergang von Glukose in Muskulatur und Fettgewebe verbessert (vgl. Diabetes mellitus Typ 2, [3]2016, S. 118).

Nüchternplasmaglukose:	Ist die Glukosekonzentration im Blutplasma im nüchternen Zustand.
oraler Glukosetoleranztest:	Ist ein Suchtest, der die Nüchternglukosemessung ergänzt. Dieses soll bei normalen Nüchternblutzucker den Ausschluss einer gestörten Glukosetoleranz/Diabetes mellitus belegen (vgl. Diabtes-Handbuch, [7]2013, S. 6).
Orlistat:	Ist ein Antiadipositum und hat zur Aufgabe, die zur Fettverdauung notwendigen gastrointestinalen Lipasen zu inhibieren (vgl. Pfohl 2008, S. 39)
12-Monats-Prävalenz	Ist eine Punktprävalenz und beschreibt einen relativen Krankenbestand zu einem bestimmten Zeitpunkt, hier: 12 Monate (vgl. Weiß [5]2010, S. 248)

BEI GRIN MACHT SICH IHR WISSEN BEZAHLT

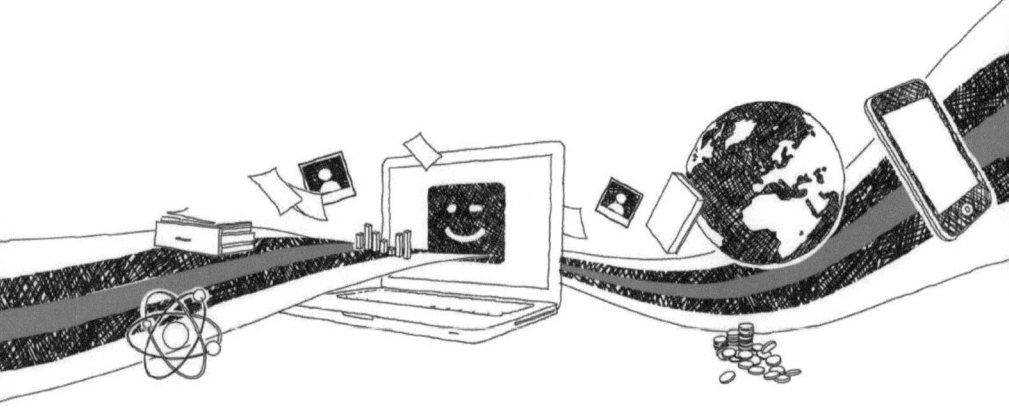

- Wir veröffentlichen Ihre Hausarbeit, Bachelor- und Masterarbeit

- Ihr eigenes eBook und Buch - weltweit in allen wichtigen Shops

- Verdienen Sie an jedem Verkauf

Jetzt bei www.GRIN.com hochladen und kostenlos publizieren

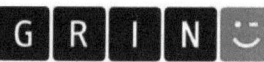